AF124820

BEI GRIN MACHT SICH IHR WISSEN BEZAHLT

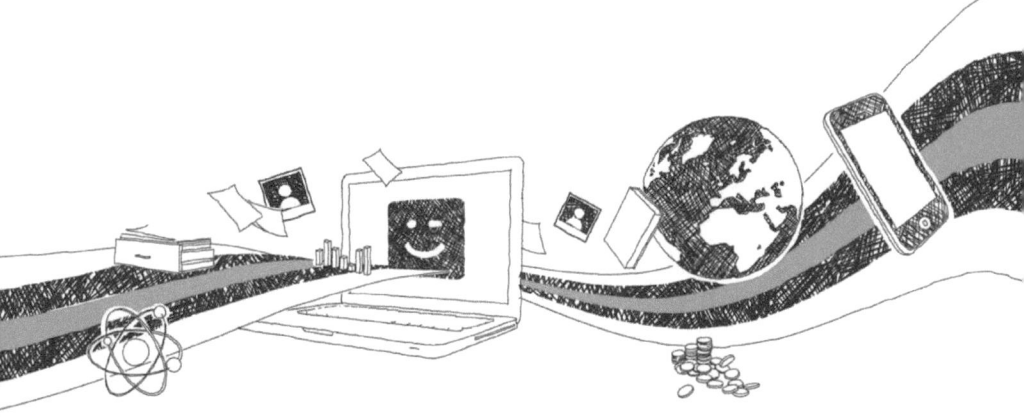

- Wir veröffentlichen Ihre Hausarbeit,
  Bachelor- und Masterarbeit

- Ihr eigenes eBook und Buch -
  weltweit in allen wichtigen Shops

- Verdienen Sie an jedem Verkauf

Jetzt bei www.GRIN.com hochladen und kostenlos publizieren

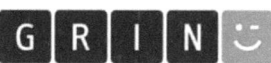

Bibliografische Information der Deutschen Nationalbibliothek:

Die Deutsche Bibliothek verzeichnet diese Publikation in der Deutschen National-
bibliografie; detaillierte bibliografische Daten sind im Internet über http://dnb.d-
nb.de/ abrufbar.

Impressum:

Copyright © 2012 GRIN Verlag, Open Publishing GmbH
Druck und Bindung: Books on Demand GmbH, Norderstedt Germany
ISBN: 9783668551497

Dieses Buch bei GRIN:

http://www.grin.com/de/e-book/377824/ein-gesundheitssystemvergleich-von-
deutschland-und-den-usa

Katharina Ertel

Ein Gesundheitssystemvergleich von Deutschland und den USA

Wo ist eine kostengünstige medizinische Versorgung auf hohem Qualitäts-niveau mit sozialpolitisch erwünschten Resultaten eher verwirklicht?

GRIN Verlag

GRIN - Your knowledge has value

Der GRIN Verlag publiziert seit 1998 wissenschaftliche Arbeiten von Studenten, Hochschullehrern und anderen Akademikern als eBook und gedrucktes Buch. Die Verlagswebsite www.grin.com ist die ideale Plattform zur Veröffentlichung von Hausarbeiten, Abschlussarbeiten, wissenschaftlichen Aufsätzen, Dissertationen und Fachbüchern.

Besuchen Sie uns im Internet:

http://www.grin.com/

http://www.facebook.com/grincom

http://www.twitter.com/grin_com

Ein Gesundheitssystemvergleich von Deutschland und den USA

Ist eine kostengünstige medizinische Versorgung auf hohem Qualitätsniveau mit sozialpolitisch erwünschten Resultaten, im Hinblick auf soziale Gleichstellung und Gerechtigkeit eher in Deutschland oder in den USA verwirklicht?

Seminararbeit im Fach Gesundheitssystem u. Gesundheitsökonomik
an der HTW Aalen

vorgelegt von: Katharina Ertel

Augsburg, Juni 2012

Inhaltsverzeichnis

1. Einleitung

„Gesundheitssystem. Substantiv, neutrum - [öffentliches] System, nach dem die medizinische Versorgung der Bevölkerung politisch, sozial und finanziell geregelt ist." (Duden Online).

Gesundheitssysteme spielen in unserem täglichen Leben eine zentrale Rolle, da sie versuchen dem Menschen eine gewisse Absicherung gegen Krankheit und Krankheitsfolgen zu geben. Eine Krankenversicherung soll als Daseinsvorsorge dienen, da durch Erkrankungen immer eventuell zusätzliche Ausgaben für Gesundheitsleistungen erforderlich werden und zudem ein Einkommensausfallrisiko durch die Krankheit entsteht. Daher muss eine Krankenversicherung Vorsorgemaßnahmen treffen, um den nötigsten Bedarf an Versorgung im Krankheitsfall zu decken (vgl. Oberender, 2006, S.33).

Der Mensch soll seinem gesundheitlichen Schicksal nicht mehr vollkommen hilflos ausgeliefert sein, sondern er soll eine gewisse Unterstützung vom jeweiligen Gesundheitssystem erhalten. Nicht jedes System schafft es allerdings, die Bevölkerung effizient und gerecht gegen Krankheiten und deren Folgen abzusichern. Viele Menschen müssen enorme Zuzahlungen zu Medikamenten oder Behandlungsmethoden leisten, die ihre Krankenversicherung nicht übernimmt. Menschen, die bereits schwer erkrankt sind, werden teilweise von den Versicherungen nicht mehr aufgenommen und sind so auf sich allein gestellt.

Im Folgenden, werden zwei äußerst verschiedene Gesundheitssysteme, nämlich das marktwirtschaftlich orientierte Gesundheitssystem der USA und das Sozialversicherungssystem Deutschlands verglichen. Untersucht wird, ob eine kostengünstige medizinische Versorgung auf hohem Qualitätsniveau mit sozialpolitisch erwünschten Resultaten im Hinblick auf soziale Gleichstellung und Gerechtigkeit, eher in Deutschland oder in den USA verwirklicht ist. Diese Komponenten sind die Hauptmerkmale eines jeden Gesundheitssystems, welches immer das Wohl der Bevölkerung im Auge haben sollte und eine optimale medizinische Versorgung aller Bevölkerungsschichten garantieren sollte. Hier steht man allerdings vor der Kostenproblematik, da eine kostenlose medizinische Versorgung für alle Menschen zwar gerecht und sozial wäre, aber wohl kaum erschwinglich. Daher spielt auch der finanzielle Aspekt bei dieser Arbeit eine Rolle.

Letztendlich soll, anhand der Analyse der beiden Gesundheitssysteme im Hinblick auf die Grundprinzipien, die Versicherungen, die Versicherten und die Finanzierung ein Fazit gezogen werden, welches Gesundheitssystem es eher schafft die Bevölkerung sowohl effizient als auch gerecht zu versorgen.

Gegliedert ist diese Arbeit wie folgt:

Kapitel 2 befasst sich mit den grundlegenden Unterschieden in der Grundstruktur des deutschen Sozialversicherungssystems und des amerikanischen marktwirtschaftlichen Gesundheitssystems.

In Kapitel 3 wird auf die Effizienz und die Gerechtigkeit der beiden zu vergleichenden Gesundheitssysteme eingegangen. Hier werden die Grundprinzipien erläutert und es wird ein kritischer Blick auf die Vor- und Nachteile von Managed Care geworfen. Außerdem wird in Punkt 3.2.1. kurz auf die Situation der Un- und Unterversicherten in den USA eingegangen, was die Gerechtigkeit dieses Gesundheitssystems in Frage stellen soll.

In Kapitel 4 werden nun die Versicherungsstrukturen, die Versicherten und die Finanzierungen der beiden Gesundheitssysteme erläutert und im Fazit Punkt 4.3. miteinander verglichen und bewertet.

Das abschließende Fazit Punkt 5. fasst nun noch einmal die Untersuchungsergebnisse zusammen und legt einen abschließenden Vergleich und eine Beantwortung der zentralen Fragestellung der Arbeit dar.

2. Modelle von Gesundheitssystemen im Vergleich

2.1. Das deutsche Sozialversicherungssystem

„Sozialversicherung. Substantiv, feminin. Versicherung des Arbeitnehmers und seiner Ange-
hörigen, die seine wirtschaftliche Sicherheit während einer Arbeitslosigkeit und im Alter so-
wie die Versorgung im Falle einer Krankheit, einer Invalidität o. Ä. gewährleistet;" (Duden
Online)

Das Sozialstaatprinzip Deutschlands ist im Grundgesetz verankert: „Die Bundesrepublik
Deutschland ist ein demokratischer und sozialer Bundesstaat" (GG. Art. 20 Abs. 1). Und „Die
verfassungsmäßige Ordnung in den Ländern muß den Grundsätzen des republikanischen,
demokratischen und sozialen Rechtsstaates im Sinne des Grundgesetzes entsprechen" (GG
Art. 28 Abs. 1).

Im Hinblick auf das Thema der Arbeit, steht hier die Krankenversicherung im Mittelpunkt der
Untersuchung. Der Staat nimmt hier eine sehr starke Regulierungsfunktion ein. Es werden
sowohl die Leistungen der gesetzlichen Krankenversicherung, als auch die wichtigsten Vergü-
tungssysteme gesetzlich geregelt. Das steht eng mit dem Sozialstaatsgebot in Verbindung, da
die Pflicht des Staates ist, gute Bedingungen für eine ausreichende medizinische Versorgung
der Bürger zu schaffen. Die Aufgaben der Regulierung werden von verschiedenen staatlichen
Institutionen wahrgenommen, die sich gegenseitig kontrollieren. So ist sichergestellt, dass
kein Machtmissbrauch verübt werden kann. Ein weiterer wichtiger Punkt in diesem Zusam-
menhang ist die gemeinsame Selbstverwaltung. Hier werden Fragen, bezüglich Leistungserbringung und Vergütung von Vertretern der Leistungserbringer und Krankenkassen ent-
schieden (vgl. Simon, 2011, S.97 ff).

Die Akteure im deutschen Gesundheitswesen sind also der Staat, die Leistungserbringer, die
Kostenträger und die Versicherten.

Die sich im Anhang befindliche Abbildung 1, soll die Grundstruktur des deutschen Gesundheitssystems verdeutlichen und zeigen, wie alle Akteure miteinander vernetzt und verbun-
den sind (Abb. Simon, 2011, S.109).

3

Wie man auf der Abbildung erkennen kann, steht über dem gesamten Gesundheitssystem der Staat als höchste Instanz. Er ist verantwortlich, für die Rechtssetzung und die Rechtsaufsicht sowohl im Hinblick auf die Kostenträger, als auch im Hinblick auf die Leistungserbringer. Die Kostenträger sind hier in Deutschland mit knapp 68% hauptsächlich die gesetzlichen Sozialversicherungen, wobei einen kleineren Anteil der Kosten auch die private Kranken- und Pflegeversicherung, die öffentlichen und die privaten Haushalte und die Arbeitgeber tragen (vgl. Simon, 2011, S.104).

Die Leistungserbringer sind öffentliche, freigemeinnützige und private Einrichtungen. Zu den öffentlichen Einrichtungen zählen Bund, Länder und Gemeinden, die beispielsweise Universitätskliniken und Bundeswehrkrankenhäuser betreiben. Der größte Teil der öffentlichen Krankenhäuser und auch der ambulanten und stationären Pflege, wird von Gemeinden oder Städten betrieben.

Unter den freigemeinnützigen Trägern versteht man kirchliche Einrichtungen, gemeinnützige Stiftungen und Wohlfahrtsverbände.

Zu der privaten Trägerschaft zählen die selbstständig niedergelassenen Arztpraxen, Apotheken, und auch privaten Krankenhäuser oder Pflegeeinrichtungen. Wie man in der Abbildung 1 nun sehr gut erkennen kann, agieren die eben genannten Instanzen miteinander.

Dieses Zusammenspiel gibt dem deutschen Versicherungssystem seine spezifische Grundstruktur. Das deutsche Versicherungssystem, kann als Sozialversicherungssystem bezeichnet werden, da die Leistungen überwiegend durch Sozialversicherungsbeiträge finanziert werden und die Leistungserbringung meist von privaten und karitativ-gemeinnützigen Einrichtungen erbracht wird (vgl. Simon, 2011, S.93 ff.).

2.2. Das amerikanische marktwirtschaftliche Gesundheitssystem

„Marktwirtschaft. Substantiv, feminin. Auf dem Mechanismus von Angebot und Nachfrage und der Grundlage privatwirtschaftlicher Produktion beruhendes Wirtschaftssystem." (Duden Online)

Im Gegensatz zum sozial orientierten System Deutschlands, steht nun das marktwirtschaftliche Gesundheitssystem der USA. Hier findet sich kaum staatliche Regulierung. Man geht davon aus, dass sich der Markt hier selbst anhand von Angebot und Nachfrage einpendelt. Wie man auf Abbildung 2 im Anhang sehen kann, ist hier der Staat nicht einmal aufgeführt.

Man kann das Zusammenspiel zwischen Nutzern eines Gesundheitssystems, Leistungserbringern und Finanzierungsträgern als Haus darstellen. Die Regulierung bildet das Dach und wird von staatlichen und privaten Akteuren durchgeführt. Das Fundament des Hauses, Werte/Ideen/Ziele, bezeichnet ethische und kulturelle Wertvorstellungen. Allerdings keine, die so wie in Deutschland im Grundgesetz verankert sind. Es gibt lediglich ein paar sehr allgemeine Rahmenbedingungen, ansonsten ist der Einzelne in seiner Absicherung gegen Krankheit auf sich allein gestellt.

Die Finanzierung der Leistungserbringer überfolgt überwiegend durch allgemeine Steuermittel. Außerdem besteht die Leistungserbringung zu einem sehr hohen Anteil an öffentlichen Einrichtungen. Die Leistungserbringung wird sowohl von privaten For-Profit-Organisationen, als auch von Not-For-Profit-Organisationen getragen. Auf Seiten der Leistungserbringer unterscheidet man zwischen ambulanten und stationären Anbietern. Die Finanzierungsträger im amerikanischen Gesundheitssystem sind zum Großteil die privaten Krankenversicherungen (Arbeitgeber, Individualversicherung). Es gibt aber auch den Staat, der durch Medicare und Medicaid einen Teil der Finanzierung übernimmt und die Individuen durch Zuzahlungen und Selbstbehalte.

Zusammenfassend kann man sagen, dass das US-amerikanische Gesundheitssystem als marktwirtschaftliches Gesundheitssystem gilt, da es einen hohen Anteil an privater Finanzierung und ein geringes Maß an staatlicher Regulierung aufweist (vgl. Simon, 2011, S.94 ff).

3. Effizienz vs. Gerechtigkeit

3.1. Deutschland – Die soziale Sicherung im Krankheitsfall

3.1.1. Sozialstaatgebot

Die im Folgenden dargestellten Grundprinzipien für die soziale Sicherung im Krankheitsfall sind, abgesehen vom Sozialstaatgebot, lediglich für die gesetzliche Krankenversicherung bindend. Die private Krankenversicherung ist eher wie die privaten Krankenversicherungen der USA marktwirtschaftlich orientiert. Auch für die Leistungserbringer gilt, bei der Behandlung von GKV-Versicherten das Sozialrecht. Bei dieser Untersuchung wird der Fokus auf die gesetzlichen Krankenversicherungen gelegt, da der Großteil der deutschen Bevölkerung unter dem Schutz der Prinzipien versichert ist, die nun näher erläutert werden (Simon, 2011, S.73/74).

Wie bereits in Punkt 2.1. erwähnt, ist das Sozialstaatgebot im deutschen Grundgesetz verankert. Das Sozialstaatsgebot ist unveränderlich in der Verfassung, wohingegen die übrigen Prinzipien mit einer entsprechenden Parlamentsmehrheit verändert oder abgeschafft werden könnten (vgl. Simon, 2011, S.74).

Das Sozialstaatgebot verpflichtet den Staat, als oberste Instanz, für soziale Gerechtigkeit zu sorgen und die Krankenversorgung nicht der freien Marktwirtschaft zu überlassen. Der Staat muss dafür sorgen, dass eine ungleiche Behandlung aufgrund der finanziellen Leistungsfähigkeit der Patienten ausbleibt (Simon, 2011, S.74/75).

Es ist die Aufgabe des Sozialrechts „ein menschenwürdiges Dasein zu sichern, gleiche Voraussetzungen für die freie Entfaltung der Persönlichkeit zu schaffen, die Familie zu schützen und zu fördern und besondere Belastungen des Lebens abzuwenden oder auszugleichen" (Simon, 2011, S.75).

Das Sozialstaatgebot ist ein zentraler Punkt bei dem Gesundheitssystemvergleich von Deutschland/USA, da es sehr stark untermauert, wie sich Deutschland darauf konzentriert eine gerechte Krankenversorgung für alle Bevölkerungsschichten zu gewährleisten. In den

USA ist dieses Prinzip nicht vorhanden und das wird auch deutlich, wenn man sich die Zahl der Un- und Unterversicherten ansieht, worauf im Folgenden noch näher eingegangen wird.

3.1.2. Solidarprinzip

Das Solidarprinzip ist das wichtigste Prinzip der GKV bei der sozialen Sicherung im Krankheitsfall. Man versteht unter dem Solidarprinzip eine gegenseitige Unterstützung der Mitglieder einer Solidargemeinschaft. Das bedeutet, dass die Ausgaben für die Krankenversorgung zwischen gesund und krank und zwischen reich und arm umverteilt werden (vgl. Simon, 2011, S.76).

Anders als bei der privaten Krankenversicherung, sowohl in Deutschland als auch in den USA, ist die Beitragshöhe unabhängig vom Gesundheitszustand. Das ermöglicht auch bereits kranken Personen eine, für sie erschwingliche medizinische Grundversorgung. Die Beiträge zur gesetzlichen Krankenversicherung sind einkommensabhängig. So ist sichergestellt, dass auch Menschen mit niedrigem Einkommen eine Krankenversorgung erhalten und eine Erkrankung nicht ihre wirtschaftliche Existenz bedroht. Dazu sollen, beispielsweise auch Lohnfortzahlungen im Krankheitsfall oder Krankengeld beitragen. Durch private Zuzahlungen zu Arzneimitteln oder Zahnbehandlungen etc., soll die Solidargemeinschaft geschont werden. Allerdings muss man sagen, dass die Zuzahlungen in Deutschland nicht so derartig ins Immense gehen wie in den USA.

Ein weiterer Solidarausgleich geschieht zwischen Beitrag zahlenden Mitgliedern und beitragsfrei mitversicherten Familienangehörigen. Kinder oder andere Familienangehörige, die kein ausreichendes Einkommen haben, genießen so ebenfalls Versicherungsschutz. Zur Finanzierung dessen, wurde der Bundeszuschuss zusätzlich zu den Beiträgen eingeführt. Dies aus der Überzeugung heraus, dass es sich bei der Versorgung von Kindern um eine gesamtgesellschaftliche Aufgabe handelt. Das Solidarprinzip trägt maßgeblich dazu bei, dass die Finanzierung der GKV funktioniert und wird in der Bevölkerung hoch geschätzt (vgl. Simon, 2011, S.75 ff.).

Ergänzend zum Solidarprinzip steht das Subsidiaritätsprinzip, welches annimmt, dass soziale Unterstützung keine Eigenverantwortung ersetzen kann.

Man soll also, im Falle einer Belastung nicht sofort die Hilfe der Gemeinschaft in Anspruch nehmen, sondern zunächst im näheren Umfeld (Ehepartner, Familie) nach Unterstützung suchen, um die Solidargemeinschaft der Steuerzahler oder der Versicherungsmitglieder zu entlasten. Im Falle der gesetzlichen Krankenversicherung spielt das Subsidiaritätsprinzip eher eine untergeordnete Rolle und tritt selten in Erscheinung (z.b. bei Zuzahlungen zu Arzneimitteln), daher wurde es hier nur der Vollständigkeit wegen erwähnt und nicht als extra Punkt in die Gliederung mitaufgenommen (vgl. Simon, 2011, S. 82).

3.2. USA

3.2.1. Die Situation der Un- und Unterversicherten

In Deutschland wurde die Versicherungspflicht 2007 eingeführt, in den USA herrscht hingegen keine Versicherungspflicht in dem Ausmaß. Mit der Reform von 2010 wurde in den USA eingeführt, dass Arbeitgeber ab 50 Beschäftigten eine Krankenversicherung anbieten müssen. Ab 2014 müssen sich auch Einzelpersonen versichern. Wenn die Kosten für die Versicherung allerdings 8% des Einkommens überschreiten, kann man von der Versicherungspflicht befreit werden. Der Staat greift hier nicht, wie in Deutschland bei besonderen Härtefällen ein und bezahlt in Form von Sozialleistungen die Beiträge zur Krankenversicherung (vgl. Cacace, 2010, S. 65 ff.).

Trotz der Reform sind die Vereinigten Staaten allerdings noch weit von einer Vollversicherung entfernt. Derzeit sind etwa 15,4% der US-Bevölkerung ohne jeglichen Versicherungsschutz. Neben den ethischen Problemen und der hohen Ungerechtigkeit, da eigentlich jeder Bürger das Recht auf eine ausreichende medizinische Versorgung haben sollte, stellt sich durch die hohe Anzahl der Unversicherten auch ein Effizienzproblem ein. Nichtversicherte erhalten ihre Leistungen entweder zu spät oder an falschen Stellen, wie beispielsweise in Notfallambulanzen. Dadurch kommt es zu sehr hohen gesamtgesellschaftlichen Kosten. Außerdem kommt es zu gesamtgesellschaftlichen Produktivitätsverlusten, da die Unversicherten zwangsläufig eine kürzere Lebensdauer und einen schlechteren Gesundheitszustand aufweisen (vgl. Cacace, 2010, S. 65 ff.).

Wie in Punkt 4.2. noch näher erläutert wird, weisen die zahlreichen Versicherungsprogramme Deckungslücken auf, sodass es eine ebenfalls hohe Anzahl Unterversicherte im amerikanischen Gesundheitswesen gibt. 2007 lag der Anteil der Un-oder Unterversicherten bereits bei 42%. Prognosen zufolge wird 2019, trotz der Reform 2010, die Anzahl der Unversicherten immer noch 6% betragen (vgl. Cacace, 2010, S.65 ff.).

3.2.2. Managed Care

Managed Care bezeichnet eine Organisationsform, die die Beziehung zwischen Finanzierern und Leistungserbringer und zwischen Finanzierern und Nutzern des Gesundheitssystems definiert (vgl. Cacace, 2010, S.27). Wörtlich übersetzt bedeutet es so viel wie „gesteuerte" oder „gelenkte" Gesundheitsversorgung (vgl. Mühlenkamp, 2000, S.29).

Es gibt nicht nur Managed Care als Organisationsform im amerikanischen Gesundheitssystem, sondern auch konventionelle Krankenversicherungen. Bei dieser Arbeit steht jedoch Managed Care im Vordergrund der Betrachtung, da die USA zum einen das Ursprungsland von Managed Care ist und zum anderen 70% der Versicherten in einer Versicherungsform mit Managed Care Elementen sind (vgl. Mühlenkamp, 2000, S.59).

Die Finanzierer einer Krankenversicherung haben grundsätzlich ein Interesse an einer kostengünstigen medizinischen Versorgung. Diese wird eher von einer Managed Care Versorgung, als von einer konventionellen Krankenversicherung erreicht (vgl. Mühlenkamp, 2000, S.59). Die Finanzierer schließen Verträge mit den Leistungserbringern ab, damit diese sich zu Managed Care und zur Presertification verpflichten. Presertification bedeutet, dass bestimmte Leistungen erst dann erfolgen dürfen, wenn diese von der Krankenkasse erlaubt werden (vgl. Mühlenkamp, 2000, S.16). Managed Care verspricht eine Kostensenkung bei gleichbleibender Qualität der medizinischen Versorgung.

Managed Care Formen sind zum Beispiel bei den HMO'S, PPO'S und POS Organizations zu finden, auf welche in Punkt 4.2.3. noch näher eingegangen wird. Private Managed Care Organisationen bieten ihre Leistungen allerdings auch dem Staat und somit den Medicare und Medicaid Versicherten an (vgl. Cacace, 2010, S.27).

Managed Care Elemente sind zum Beispiel „selective contracting", also ein Abschluss selektiver Verträge mit Leistungserbringern. Außerdem eine Setzung von finanziellen Anreizen für Leistungserbringer und Versicherte und eine laufende Überprüfung der Behandlung. So soll sichergestellt werden, dass der Patient wirklich nur die Versorgung bekommt, die er auch braucht und nicht überversorgt wird. Es geht also darum, eine effiziente Gesundheitsversorgung sicherzustellen, indem zum einen auf der Angebotsseite eine Leistungs- und Kostenkontrolle vorgenommen wird und zum anderen auch auf das Inanspruchverhalten der Versicherten eingewirkt wird (vgl. Mühlenkamp, 2000, S.30).

3.3. Fazit

Auch in Deutschland wird seit einiger Zeit über die Einführung von Managed Care Elementen im deutschen Gesundheitssystem diskutiert, um gewissen Steuerungsmängeln, die in der BRD auftreten entgegenzuwirken. Beispielsweise im Gesetzentwurf für das, 2007 in weiten Teilen in Kraft getretene „GKV-Wettbewerbsstärkungsgesetz", in Bezug auf die Stärkung des Vertragswettbewerbs in der Arzneimittelversorgung und die Selektivverträge der Krankenkassen mit Leistungserbringern (vgl. Greß, 2006, S.9). Hier hat man also Lösungsansätze nach amerikanischem Vorbild angewendet.

Nach Mühlenkamp erzielen Managed Care Organisationen tatsächlich Kostenersparnisse gegenüber den konventionellen Krankenversicherungen vor allem im Krankenhaussektor (vgl. Mühlenkamp, 2000, S.57), aber:

Einige empirische Forschungsergebnisse sind zu der Annahme gekommen, dass Managed Care in einigen Fällen zu einer qualitativ unterschiedlichen Gesundheitsversorgung führen kann. Dieser entscheidende Punkt zeigt deutlich, dass Managed Care zwar finanziell effizient ist, aber in bestimmten Fällen nicht gerecht und eine soziale Ungleichheit zwischen den unterschiedlichen Bevölkerungsschichten herbeiführen kann. Außerdem führt die geringe Wahlmöglichkeit der Leistungsanbieter zu einer schlechteren Arzt-Patienten-Beziehung (vgl. Mühlenkamp, 2000, S.58). Sozialpolitische Ziele gehören nicht zu den erklärten Zielen von Managed Care (Amelung, 2007, S.277).

Was die subjektive Zufriedenheit der Versicherten anbelangt gehen die Meinungen auseinander. In der RAND-Studie schnitten die MCO's schlechter ab als die konventionellen Krankenversicherungen, wohingegen eine Befragung der Kaiser Family Foundation ergab, dass HMO-Patienten zufriedener sind und einen besseren Zugang zu medizinischen Versorgung haben, als Versicherte einer konventionellen Krankenversicherung (vgl. Mühlenkamp, 2000, S.55). Die Meinungen sind zum Teil sehr verschieden und letztendlich hängt das Urteil über Managed Care stark von den Präferenzen der Betroffenen ab (vgl. Mühlenkamp, 2000, S.58). Wie bereits in Punkt 2.1. angesprochen, ist das Sozialstaatsprinzip Deutschlands im Grundgesetz verankert. In den USA verpflichtet sich der Staat nicht, Jedem in Not Hilfe zu gewähren. Die Unterstützung ist auf bestimmte Bevölkerungsgruppen beschränkt und auf jene, die sich eine ausreichende Krankenversicherung selbst leisten können. In den USA wird der Anspruch auf staatliche Hilfeleistung in mehreren Verfahren überprüft und es ist ein schwieriger und langwieriger Weg in den USA staatliche Unterstützung zu erlangen.

In Deutschland hingegen werden in der Regel einmal die Lebensverhältnisse überprüft, worauf dann eine ganze Reihe von Hilfsmaßnahmen gewährt wird. In den Vereinigten Staaten werden sozial Schwache nicht in dem Umfang und in der Art und Weise abgesichert wie in Deutschland. Das amerikanische Gesundheitssystem ist, wie in Punkt 4.3. später noch durch einige Zahlen verdeutlicht wird, nicht besonders effizient, aber teuer. Es ist zudem auch nicht gerecht, da viele Menschen keinen Zugang zu Gesundheitsleistungen haben und es eine hohe Zahl Un- und Unterversorgte gibt. Es wäre ein für alle zugängliches Krankensystem notwendig, da dies langfristig gesehen effizienter wäre als der momentan vorhandene Flickenteppich an Sozialleistungen.

Allerdings ist auch Deutschland an einem Punkt angekommen, an dem nicht mehr alle Leistungen finanzierbar sind. Eine moralische Grundsatzdebatte ist also sowohl in den USA, als auch in Deutschland unausweichlich. Die Frage nach Effizienz oder Gerechtigkeit wird immer eine zentrale Fragestellung bei der Ausgestaltung von Gesundheitssystemen sein. Sozial Schwache sollten gerechterweise ebenso versorgt werden wie alle anderen Bevölkerungs-schichten, stellen aber dann dennoch eine finanzielle Belastung für die Solidargemeinschaft dar. Zwangsläufig wird eine Annäherung der beiden Systeme Deutschland und USA folgen, wobei die Vorteile der beiden Systeme kombiniert werden sollten: eine umfassende Versor-gung der Gesamtbevölkerung bei gleichzeitiger Stärkung der Eigenverantwortlichkeit und Kostenminimierung. Wie bereits erwähnt, war die Einführung von Managed Care Elementen im deutschen Gesundheitssystem eine Annäherung zum amerikanischen Gesundheitssystem (vgl. Mattern, 1998, S.161 ff.). Allerdings bietet Deutschland mit der Sozialversicherungs-pflicht eine sozial verantwortliche Ausgestaltung von Managed Care. In den USA, wo diese Versicherungspflicht nicht besteht und auch der Staat nicht genug Rahmenbedingungen vor-gibt, führt Managed Care zu Versorgungsdefiziten benachteiligter Bevölkerungsschichten (Amelung, 2007, S.290).

Im Hinblick auf die zentrale Fragestellung der Arbeit wird hier nun deutlich, dass die USA mit Managed Care keine gerechte und gleiche medizinische Versorgung aller Bevölkerungs-schichten auf gleich hohem Qualitätsniveau bietet. Die sozialpolitisch erwünschten Resultate werden in den USA nicht angestrebt.

4. Versicherte, Versicherungen und Finanzierung

4.1. Deutschland

4.1.1. Die gesetzliche Krankenversicherung (GKV)

Die gesetzliche Krankenversicherung steht im Mittelpunkt der Untersuchung und wird auch näher erläutert werden als die private Krankenversicherung, da mit knapp 90% der Großteil der Bevölkerung durch die GKV versichert ist.

„Die gesetzliche Krankenversicherung ist keine Versicherung im üblichen Sinn, sondern eine spezifische Organisationsform, derer sich der Staat bedient, um die ihm vom Grundgesetz übertragene Aufgabe der Daseinsvorsorge für seine Bürger zu organisieren." (Simon, 2011, S.130).

Der gesetzlichen Krankenversicherung ist es untersagt, Gewinn erzielen zu wollen. Im Vordergrund steht nicht die Bereicherung, sondern die ausreichende Versorgung der Versicherten. Das wird auch dadurch deutlich, dass die gesetzlichen Grundlagen für die GKV im Sozialgesetzbuch V. niedergeschrieben sind. Hier wird betont, dass die Krankenkassen als Solidargemeinschaft zur Verbesserung der Lebensverhältnisse des Einzelnen beitragen sollen und durch Information und Aufklärung zu Eigenverantwortung anleiten sollen (vgl. von Troschke, 2005, S.75).

Zur gesetzlichen Krankenversicherung zählen verschiedene Krankenkassenarten, wobei die Betriebskrankenkassen mit 318 an der Zahl die Spitze bilden. Des Weiteren gibt es beispielsweise noch Innungskrankenkassen, allgemeine Ortskrankenkassen und landwirtschaftliche Krankenkassen (vgl. Simon, 2011, S.129/130). Die Versicherten der GKV werden unterteilt in Pflichtversicherte, freiwillig Versicherte und beitragsfrei mitversicherte Familienangehörige. "Pflichtversicherte sind Personen, die durch Gesetz der Versicherungspflicht in einer der gesetzlichen Krankenkassen unterliegen." (Simon, 2011, S.140). Dies sind zum Beispiel Arbeiter, Angestellte, Landwirte, Künstler, Publizisten, Studenten, Rentner. Zu den freiwillig Versicherten zählen die Personen, deren Einkommen über der Versicherungspflichtgrenze liegt (4050,00€ pro Monat). Das bedeutet, dass deren monatliches Bruttoeinkommen so hoch ist, dass sie die Wahl zwischen PKV und GKV haben. Beispiele hierfür wären Richter, Soldaten, Selbstständige, Geistliche und Beamte. Freiwillig Mitversicherte sind Kinder oder Ehepartner eines GKV Mitgliedes, die im Rahmen einer Familienversicherung beitragsfrei mitversichert sind. Wichtig ist hierbei nur, dass diese Personen nicht über ein eigenes Einkommen verfügen, welches die gesetzlich vorgeschriebene Höhe überschreitet. (vgl. Simon, 2011, S.142/143).

Die gesetzlichen Krankenkassen unterliegen einem Kontrahierungszwang. Das bedeutet, dass keine Kasse eine Person wegen ihres Gesundheitszustandes ablehnen darf. Allgemein geöffnete Kassen müssen alle Personen in ihren Versichertenkreis aufnehmen. Die für einen bestimmten Wirtschaftszweig geöffneten Kassen müssen alle Versicherten aufnehmen, die diesem Wirtschaftszweig unterliegen (vgl. Simon, 2011, S.141). Dies steht in einem großen Gegensatz zur privaten Krankenversicherung in Deutschland und auch in den USA. Hier können Menschen wegen ihres Gesundheitszustandes abgelehnt werden, da sie sonst zu hohe Kosten für die Krankenversicherung verursachen würden.

Die gesetzliche Krankenversicherung funktioniert nach dem Bedarfsdeckungsprinzip, wonach die Versicherten einen gesetzlichen Anspruch auf eine ausreichende und zweckmäßige medizinische Versorgung haben. Wie in der Abbildung 1 im Anhang sichtbar, schließen die Krankenkassen mit den Leistungserbringern Verträge, wonach diese den Versicherten die notwendigen Sach- und Dienstleistungen erbringen (Sachleistungsprinzip). Die Leistungen der gesetzlichen Krankenkassen sind gesetzlich vorgeschrieben und detailliert im gesetzlichen Leistungskatalog für Krankenkassen nachlesbar (vgl. Simon, 2011, S.146). Die Leistungen werden zum Großteil durch Beiträge finanziert, seit 2004 gibt es allerding auch ein geringes Maß an einem Bundeszuschuss. Der allgemeine Beitragssatz beträgt 14,9%. Der paritätisch finanzierte Beitragssatz ist der um 0,9% verminderte allgemeine Beitragssatz. Er wird zur Hälfte vom Arbeitgeber und zur Hälfte vom Arbeitnehmer getragen. Wichtig zu erwähnen ist hier, dass die Beiträge nur bis zur Beitragsbemessungsgrenze erhoben werden (vgl. Simon, 2011, S.150 ff.). Die Beitragsbemessungsgrenze bezeichnet ein jährliches Einkommen, bis zu dem Sozialversicherungsbeiträge entrichtet werden. Dies dient dazu, dass die Beiträge zur gesetzlichen Krankenversicherung nach oben hin nicht ins Immense steigen können und bedeutet somit eine finanzielle Entlastung für den Versicherten.

Die Ausgaben der GKV erfolgen nach dem Umlageverfahren, d.h. dass die laufenden Ausgaben durch laufende Einnahmen gedeckt werden. Es werden, im Gegensatz zur privaten Krankenversicherung keine Altersrückstellungen gebildet (vgl. Oberender, 2006, S.40).

4.1.2. Die private Krankenversicherung (PKV)

Nur 9% der Bevölkerung sind privat versichert. Die private Krankenversicherung wurde im Jahr 2007 von 82 Versicherungsunternehmen angeboten. Versicherte der PKV sind Angestellte, Arbeiter und Selbstständige deren Einkommen oberhalb der bereits genannten Versicherungspflichtgrenze liegt. Außerdem sind auch Beamte privat versichert. Die privaten Krankenversicherungen bieten sowohl Vollversicherungen, als auch Zusatzversicherungen. Der Vorteil von Privatpatienten ist, dass sie zusätzliche Leistungskomponenten in Anspruch nehmen können, wie beispielsweise Chefarztbehandlung oder Einzelzimmer im Krankenhaus. Die Beiträge zur privaten Krankenversicherung richten sich hier nicht nach einem bestimmten Prozentsatz vom Bruttoeinkommen, sondern die Beitragskalkulation erfolgt nach dem Äquivalenzprinzip. Das bedeutet, dass der Beitrag entsprechend dem individuellen Versicherungsrisiko, also Alter, Geschlecht und Gesundheitszustand bei Antragsstellung berechnet wird. Im Alter und bei steigendem Krankheitsrisiko steigt der Beitrag nicht, dafür muss in jüngeren Jahren mehr entrichtet werden (Altersrückstellungen) (Simon, 2011, S.166 ff.). Aufgrund des Äquivalenzprinzips, kann eine private Krankenversicherung keine kostenlose Mitversicherung für Familienangehörige anbieten, somit sind auch für Kinder risikoorientierte Prämien zu entrichten (vgl. Oberender, 2006, S.38).

Die Leistungen der PKV erfolgen auf dem Weg der Kostenerstattung. Hierbei gilt, je höher die vereinbarte Kostenerstattung, desto höher der Versicherungsbeitrag. Zudem kann vor Vertragsabschluss ein bestimmter Selbstbehalt vereinbart werden. Das bedeutet, dass der Versicherte eine Kostenerstattung erst über den bestimmten Selbstbehalt erhält. Je geringer die Versicherungsprämie ist, desto höher ist der Selbstbehalt. Zudem gibt es noch Beitragsrückerstattungen, wenn in einem Jahr keine oder nur geringe Leistungen in Anspruch genommen wurden. Die privaten Krankenversicherungen schließen keine Verträge mit Leistungserbringern ab, folglich sind in dem Fall die Versicherten die direkten Vertragspartner der Leistungserbringer (vgl. Simon, 2011, S.166 ff.).

Aufgrund der eben ausgeführten Erklärungen kann man sagen, dass die privaten Krankenversicherungen mehr auf Gewinn abzielen. Die gesetzlichen Krankenversicherungen sind den
im Grundgesetz verankerten Prinzipien unterworfen, wohingegen die privaten Krankenversicherungen eher auf Gewinne abzielen. Man kann die privaten Krankenversicherungen in
Deutschland mit den privaten Krankenversicherungen in den USA vergleichen, da beide
marktwirtschaftlich orientiert sind. In Deutschland überwiegt mit 90% der Anteil der gesetzlich versicherten (Simon, 2011, S.130), wohingegen in den USA nur 29,0% öffentlich und
66,7% privat versichert sind (Cacace, 2010, S.24).

4.2. USA

4.2.1. Öffentliche Versicherungen

Lediglich 29% der US-Gesamtbevölkerung sind über eine öffentliche Versicherung kranken-
versichert. Im Anhang, Abbildung 3, findet sich ein sehr überschaubares Balkendiagramm,
welches die prozentuale Abdeckung der US-Bevölkerung mit Krankenversicherungsschutz
zeigt (vgl. Cacace, 2010, S.24).

Zu den öffentlichen Versicherungen in den USA zählen die staatlichen Versicherungsprogramme Medicare, Medicaid, CHIP und diverse weitere staatliche Programme, insbesondere
für Veteranen, Militärangehörige und Ureinwohner (vgl. Mühlenkamp, 2000, S.21 ff.).

1965 wurden die beiden staatlichen Versicherungsprogramme Medicare und Medicaid ins
Leben gerufen, da der Versicherungsschutz für Arbeitslose, Rentner und arme Menschen
zunehmend unerschwinglich wurde. 1997 wurde CHIP (Children's Health Insurance Program)
gegründet, um Kinder und Jugendliche, die in Familien leben, deren Einkünfte zwar oberhalb
der Einkommensgrenze von Medicaid liegen, aber dennoch nicht für eine private Krankenversicherung ausreichen zu versichern (vgl. Mühlenkamp, 2000, S.21 ff.).

Das staatliche Medicare Programm ist in einzelne Programme für stationäre und ambulante
Leistungen und die Arzneimittelversorgung unterteilt (vgl. Cacace, 2010, S.43). Zu Beginn,
diente Medicare ausschließlich zur Versorgung der älteren Bevölkerungsschichten (Personen

ab 65 Jahren). Im Laufe der Zeit wurde das Programm ausgeweitet und mittlerweile zählen beispielsweise auch Behinderte und Dialysepatienten zu dem Versorgungskreis. Im Jahre 2009 waren 14,3% der Bevölkerung bei Medicare versichert (vgl. Cacace, 2010, S.45). Allerdings verfügen die meisten Medicare-Versicherten noch über einen weiteren Versicherungsschutz und lediglich 11,4% der über 65-jährigen sind nur auf Medicare angewiesen (vgl. Mühlenkamp, 2000, S.23). Ursprünglich bestand Medicare aus zwei Teilen, Teil A und Teil B. Medicare Part A betrifft hauptsächlich die Krankenhausleistungen. Die Finanzierung des Teil A erfolgt weitestgehend über eine Art Sozialversicherungsbeiträge auf Basis des Arbeitslohnes, der je zur Hälfte von Arbeitgeber und Arbeitnehmer übernommen wird (vgl. Mühlenkamp, 2000, S.22). Dies ist durchaus vergleichbar mit den Sozialversicherungsbeiträgen zur GKV in Deutschland, welche auch durch einen Arbeitgeber- und einen Arbeitnehmeranteil finanziert werden. Der Medicare Part B ist eine freiwillige Zusatzversicherung zum Teil A. Hier sind ambulante Leistungen und in gewissem Umfang auch Medikamente versichert (vgl. Cacace, 2010, S.46 ff.). Medicare Part B wird zu 75% aus dem Bundeshaushalt und zu 25% aus Versicherungsbeiträgen finanziert. Zusätzlich müssen die Versicherten von Medicare jährliche Selbstbehalte und prozentuale Selbstbeteiligungen zuzahlen (vgl. Mühlenkamp, 2000, S.23). Der jährliche Selbstbehalt im Jahr 2009 betrug 133,50 US Dollar und ca. 20% Zuzahlung zu allen Behandlungskosten (vgl. Cacace, 2010, S.50).

Seit 1997, mit der Einführung des Balanced Budget Acts, wurden noch ein Teil C und ein Teil D hinzugefügt, mit dem die Ausgaben von Medicare gesenkt werden sollten und der Staat einen Teil der Kosten auf die privaten Krankenversicherungen überträgt. Teil C und D sind freiwillige Zusatzversicherungen und haben den Vorteil, dass die privaten Versicherungen Leistungen anbieten, die im herkömmlichen Leistungskatalog von Medicare nicht vorhanden sind. In der Regel wird das von privaten Managed Care Organisationen angeboten (vgl. Cacace, 2010, S.50 ff.). Vergleichbar wäre das in Deutschland, mit privaten Zusatzversicherungen für GKV-Versicherte.

Dank Medicare ist fast die gesamte Bevölkerung über 65 Jahren versichert. Unterhalb des Rentenalters jedoch, ist jeder Siebte nicht versichert (vgl. Mühlenkamp, 2000, S.28).

Ergänzend zu Medicare steht das ebenfalls 1965 eingeführte Medicaid Programm, welches vor allem armen Menschen einen Versicherungsschutz ermöglichen soll (vgl. Cacace, 2010, S.60 ff.).

Außerdem muss ein Erwachsener der Medicaid erhält, neben seiner Bedürftigkeit noch einen der folgenden Punkte nachweisen: Behinderung, Blindheit, Überschreitung der Altersgrenze von 65 Jahren oder die Verantwortung für ein Kind (vgl. Mattern, 1998, S.72). Der Erhalt von Medicaid ist an eine Bedürftigkeitsprüfung geknüpft. In den USA gibt es vor allem deshalb so viele Nichtversicherte, da viele Menschen noch zu wohlhabend für das staatliche Medicaid Programm sind, aber dennoch zu arm, um sich eine private Krankenversicherung zu leisten. 2009 empfingen 14,1% der US-Bevölkerung Medicaid Leistungen. Die Finanzierung von Medicaid erfolgt aus dem allgemeinen Steueraufkommen des Bundes und der US-Bundesstaaten. Der Bundeszuschuss variiert zwischen 50% und 77%. 2008 steckte der Bund fast 60% der Gesamtkosten in das staatliche Medicaid Programm. Der Finanzierung von Medicaid erfolgt, im Gegensatz zu CHIP ohne Obergrenze. Viele Menschen sind sowohl für Medicare als auch für Medicaid anspruchsberechtigt und somit über mehrere Versicherungen abgedeckt (vgl. Cacace, 2010, 60 ff.).

4.2.2. Private Versicherungen

Wie man im Anhang auf Abbildung 3 sehr gut erkennen kann, verfügt mehr als die Hälfte der Bevölkerung (66,7%) über eine private Krankenversicherung. Bei den privaten Krankenversicherungen unterscheidet man zwischen Arbeitgeberversicherungen und Individualversicherungen. Die privaten Krankenversicherungen der USA fungieren ebenfalls, wie die privaten Krankenversicherungen in Deutschland nach dem Äquivalenzprinzip und nach dem Kostenerstattungsprinzip. Das heißt die Prämienhöhe richtet sich nach dem individuellen Gesundheitsrisiko und bei erheblichen Vorerkrankungen kann eine Versicherung den Antragssteller ablehnen. Ebenfalls entsprechend der privaten Krankenversicherung in Deutschland ist, je höher die Prämie, desto höher der Versicherungsschutz (vgl. Cacace, 2010, S.34 ff.). Im Gegensatz zur deutschen Privatversicherung gibt es bei der amerikanischen keine Altersrückstellungen, das heißt die Prämien erhöhen sich mit steigendem Alter und schlechterem Gesundheitszustand (vgl. Cacace, 2010, S.38).

Bei einer Individualversicherung schließt eine einzelne Person eine Versicherung ab, bei der Arbeitgeberversicherung wird die gesamte Belegschaft in Form einer Gruppenversicherung versichert (vgl. Cacace, 2010, S.35). Der Umfang des Krankenversicherungsschutzes des Arbeitgebers hängt von der Größe des Unternehmens und von der Branche ab. Je mehr Mitarbeiter ein Unternehmen hat, desto größer ist die Chance auf eine arbeitgeberfinanzierte Krankenversicherung, da bei einer großen Versicherungsgemeinschaft eine Risikostreuung, also ein Ausgleich zwischen guten und schlechten Risiken zustande kommt (vgl. Mühlenkamp, 2000, S.11). Die Prämie bemisst sich also anhand des durchschnittlichen Risikos der Belegschaft (vgl. Cacace, 2010, S.39).

Der Vollständigkeit halber werden noch kurz die Blue Plans erwähnt, welche aus Blue Cross und Blue Shield bestehen. Blue Cross deckt die stationären Kosten ab und Blue Shield die ambulanten. Die Blue Plans sind in der Regel nicht gewinnorientiert und verlangen keine Selbstbeteiligungen der Versicherten, daher ist allerdings auch ihr Leistungsvolumen begrenzt. Sie entstanden aus der Initiative von Krankenhäusern heraus, um ihre Arbeit zu finanzieren. Allerdings haben sie bereits seit Anfang der achtziger Jahre einen Mitgliederschwund zu verzeichnen und spielen daher im amerikanischen Versicherungswesen eine eher untergeordnete Rolle (vgl. Mühlenkamp, 2000, S.18/19).

4.2.3. HMOs, PPOs und POS Organizations

Die Health Maintenance Organisations (HMOs) bilden den Ausgangspunkt aller Managed Care Organisationen. Viele HMO's sind eigenständig tätig, es gibt aber auch welche die von Arbeitgebern, Krankenhäusern, den Blue Plans oder privaten Versicherungsunternehmen getragen werden. Gegen eine vorher vereinbarte Prämie, bieten HMOs ihren Versicherten einen relativ umfassenden Versicherungsschutz, welcher mindestens ambulante und stationäre Leistungen umfasst. Die Prämien orientieren sich, wie auch bei den privaten Versicherungen am individuellen und gruppenspezifischen Risiko der Versicherten. Ein Vorteil gegenüber den privaten Krankenversicherungen ist allerdings, dass keine absoluten Selbstbehalte existieren und die Zuzahlungen sich meistens nicht auf mehr als 10% der Rechnungssumme belaufen. HMOs vereinen Krankenversicherung und Leistungsanbieter. Das bedeutet, dass HMOs die Leistungen in ihren eigenen Gesundheitseinrichtungen erbringen und die Versicherten somit keine Wahlfreiheit haben. Die Leistungen, die von nicht HMO angeschlossenen Anbietern erbracht werden, können nicht erstattet werden. Auch die Medikamentenversorgung wird von angeschlossenen Apotheken übernommen. Es gibt sowohl gewinnorientierte, als auch nicht gewinnorientierte HMOs, wobei die gewinnorientierten den größeren Anteil darstellen. Es gibt zahlreiche verschiedene HMO Formen, die nicht immer einheitlich voneinander abgegrenzt werden (vgl. Mühlenkamp, 2000, S.31 ff.)

Preferred Provider Organizations (PPOs) schließen Verträge mit selbstständigen Leistungserbringern, um die medizinische Versorgung der Versicherten sicherzustellen. Sie gehen beispielsweise Verträge mit Krankenhäusern ein, um die stationäre Versorgung sicherzustellen. PPOs vereinen Merkmale von HMOs und konventionellen Krankenversicherungen. Sie versuchen durch eine Auswahl kostengünstiger Anbieter einen günstigeren Versicherungsschutz als die konventionellen Krankenversicherungen zu bieten, ohne die Wahlfreiheit der Versicherten zu stark einzuschränken. Falls die Versicherten Leistungsanbieter konsultieren, die nicht einer PPO Organisation angehören wird, anders als bei den HMOs, ein Teil der Kosten erstattet. Allerdings setzen PPOs finanzielle Anreize, damit die Versicherten zu internen Leistungsanbietern gehen (vgl. Mühlenkamp, 2000, S.41 ff.).

Zuletzt muss man die Point of Service Organizations (POS) erwähnen, welche die Elemente von HMOs und PPOs vereinen. Die Versicherten haben die freie Wahl zwischen externen Leistungsanbietern oder Leistungsanbietern innerhalb der HMO. Die Versicherten müssen nur eine geringe Selbstbeteiligung zahlen und bekommen einen Teil ihrer Kosten zurückerstattet, wenn sie externe Leistungsanbieter aufsuchen. Die Wahlfreiheit der Patienten ermöglicht einen Aufbau und eine Aufrechterhaltung der Arzt-Patienten-Beziehung. Im Gegenzug zur hohen Wahlfreiheit sind dementsprechend höhere Versicherungsprämien, als bei anderen Managed Care Organisationen zu leisten (vgl. Mühlenkamp, 2000, S.44).

4.3. Fazit

Der Umfang der privaten Versicherungsleistungen in den USA ist weniger standardisiert wie in Deutschland und liegt im Regelfall unter dem PKV Niveau. Auch die staatlichen Versicherungsprogramme wie Medicare und Medicaid bieten nicht den Leistungsumfang wie in Deutschland. Etwa 80% der Medicare Versicherten haben daher ergänzende private Versicherungen (vgl. Mühlenkamp, 2000, S.10).

Zudem ist allgemein bekannt, dass das amerikanische Gesundheitssystem im internationalen Vergleich mit Abstand das teuerste ist. Betrachtet man Abbildung 4 im Anhang, sieht man das die Gesundheitsausgaben der USA im Jahr 2005 15,3% des BIP betrugen und in Deutschland 10,7% des BIP. Auf dieser Grafik lässt sich allerdings auch erkennen, dass Deutschland im internationalen Vergleich das viertteuerste Gesundheitssystem ist (vgl. Simon, 2011, S.123 ff.), was nicht zuletzt an der demografischen Entwicklung liegt (vgl. Oberender, 2006, S.107). Anhand dessen wurde das deutsche Gesundheitssystem zunehmend kritisiert und es wurden in der Gesundheitsreform 2007 Versuche unternommen, die Kosten zu senken. Zu der Tatsache, dass das amerikanische Gesundheitssystem so teuer ist, kann man sagen, dass das private Gesundheitssystem der USA auch sehr innovativ ist und Patienten mit gutem Versicherungsschutz auch nach den neuesten und besten Erkenntnissen der Medizin versorgt werden (vgl. Cacace, 2010, S.16).

Allerdings können sich nur wenig Menschen einen ausreichenden Versicherungsschutz leisten. 70 Millionen Amerikaner haben Schulden, aufgrund von Behandlungskosten, die sie nicht zahlen können (vgl. Emami, 2010, S.1). Hier befindet man sich allerdings dann wiederum in einem Teufelskreis, denn eine Studie hat herausgefunden: „over-indebtedness leads to illness and illness leads to over-indebtedness" (Emami, 2010, S.2).

Krankheit zerstört in den USA vielen Menschen ihr normales Leben und bedroht ihre Existenz. Die USA hat im internationalen Vergleich der OECD-Länder die höchste Rate an vermeidbaren Sterbefällen. Zudem eine hohe Kindersterblichkeitsrate und geringe Lebenserwartungen. Außerdem hat die USA, wie bereits erläutert eine hohe Zahl Un- und Unterversicherter, was in vielen Fällen zu unbezahlten Arztrechnungen und privater Insolvenz führt.

Aufgrund der Vielschichtigkeit und Komplexität werden rund ¼ der Gesamtausgaben im Sektor Gesundheit in Verwaltung und Marketing investiert (vgl. Cacace, 2010, S.17).

Demzufolge schneidet das amerikanische Gesundheitssystem in der Kosten-Nutzen-Bewertung deutlich schlechter ab, als das deutsche Gesundheitssystem. Zudem sind in den USA, wie in Abbildung 3 (Cacace S.24) ersichtlich, 15,4% der Bevölkerung nicht versichert, wohingegen es in Deutschland mit 90% GKV-Versicherten und 9% PKV-Versicherten nur knapp 1% Unversicherte gibt (vgl. Simon, 2010, S.130 ff).

5. Zusammenfassung der Ergebnisse und abschließendes Fazit

Bereits durch die Definitionen in Kapitel 2 wird ersichtlich, dass sich das marktwirtschaftliche Gesundheitssystem mit seinen zum Großteil privaten Akteuren auf Profit konzentriert, wohingegen beim deutschen Sozialstaatprinzip das Wohl und die Gesundheit des Bürgers im Vordergrund stehen. Bei der Frage welches Gesundheitssystem wohl effizienter und gerechter ist, schneidet Deutschland ebenfalls besser ab, als die USA. Gerade aufgrund der hohen Kosten, die auch die zahlreichen Unversicherten verursachen, gibt die USA gemessen am BIP immer noch am meisten für Gesundheit aus. Es wurde allerdings festgestellt, dass Deutschland mit 10,7% am BIP, gemessen am OECD Durchschnitt, ebenfalls relativ viel für Gesundheit ausgibt und auch bereits Sparmaßnahmen, sogar nach amerikanischen Vorbild, eingeführt wurden.

Das Stichwort hier lautet, Managed Care, was zunächst in Kapitel 3.2.2. erläutert und anschließend im Pro-Contra-Vergleich weiter untersucht wurde.

Im Anschluss wurden die Versicherungsformen und die Versicherten Deutschlands und der USA in Kapitel 4 erläutert. Hier wurde ersichtlich, dass die USA ein weitaus komplexeres Versicherungssystem als Deutschland hat und trotz der unterschiedlichen Formen die Zahl der vollversicherten Personen sehr gering ist. Das Gesundheitssystem der USA ist wesentlich teurer als das deutsche und kann dennoch mit dem Qualitätsniveau des deutschen Gesundheitssystems nicht mithalten. Dies wurde im Fazit 4.3. durch Zahlen verdeutlicht, wie die Kindersterblichkeitsrate oder die Rate an vermeidbaren Todesfällen.

Die sozialpolitisch erwünschten Resultate werden also eher in Deutschland, als in den USA verwirklicht. Das amerikanische Gesundheitssystem ist zwar modern und innovativ, aber diesen medizinischen Fortschritt bekommen nur die ausreichend Versicherten zu spüren, von denen es nicht sehr viele gibt. Im Hinblick auf Gleichstellung und Gerechtigkeit, führt ebenfalls das deutsche Versicherungssystem, vor allem aufgrund des Sozial- und Solidaritätsprinzips.

Zwei Studien des Kieler Instituts für Gesundheits-System-Forschung beurteilen das deutsche Gesundheitssystem als überdurchschnittlich effizient. Im World Health Report von 2000 wurden Gesundheitssysteme nach ihrer Gesamtzielleistung im Hinblick auf das Gesundheitsniveau der Bevölkerung, die Verteilung des Gesundheitsniveaus der Bevölkerung, Patientensouveränität, soziale Gerechtigkeit und Fairness der Finanzierung eines Gesundheitssystems untersucht und bei diesem Ranking nahm Deutschland Platz 14 von 191 ein (vgl. Greß, 2006, S.13).

Zusammenfassend kann man also sagen, dass das amerikanische Gesundheitssystem in der Kosten-Nutzen-Bewertung schlechter abschneidet, als das deutsche. Der Nutzen eines Gesundheitssystems für die Bevölkerung ist ein zentraler Kritikpunkt bei dem Vergleich zweier Gesundheitssysteme da, wie bereits in der Einleitung erwähnt, ein Gesundheitssystem immer das Wohl der Bevölkerung im Auge haben sollte.

Bei der Messung des Nutzens eines Gesundheitssystems erwachsen allerdings auch Probleme, da man zwar Statistiken und Grafiken zu Rate ziehen kann, jedoch kann man beispielsweise die Lebensqualität nicht messen (vgl. Oberender, 2006, S.155 ff). Zudem kann man Unterschiede zwischen subjektiver und objektiver Gesundheit machen. Statistiken können lediglich die objektive Gesundheit messen, doch Lebensqualität wird stark von subjektiver Gesundheit beeinflusst. Demnach muss man hinzufügen, dass bei dem Gesundheitssystemvergleich in dieser Arbeit, lediglich empirisch ermittelbare Werte herangezogen wurden und Fakten miteinander verglichen wurden. Es ist aufgrund der vorliegenden und vorgestellten Daten und Ergebnisse offensichtlich, dass der Wandel sowohl im deutschen, als auch im amerikanischen Gesundheitssystem noch lange nicht abgeschlossen ist. Die Gesundheitssysteme müssen sich immer wieder neuen Herausforderungen stellen, können aber durchaus voneinander lernen. Ziel ist es nach wie vor, allen Bevölkerungsschichten eine kostengünstige medizinische Versorgung auf hohem Qualitätsniveau, mit einer geringen Rate an Über-, Unter-, und Fehlversorgungen zu gewährleisten und eine Balance zwischen Effizienz und Gerechtigkeit zu schaffen.

6. Literaturverzeichnis

Buchquellen:

- Amelung, Volker Eric / Amelung, Andrea / Domdey, Andreas (2007): *Managed Care. Neue Wege im Gesundheitsmanagement. Mit 17 Fallstudien aus den USA, Großbritannien und Deutschland.* Wiesbaden: Gabler
- Bayerische Landeszentrale für politische Bildung (Hrsg.) (2007): *Grundgesetz für die Bundesrepublik Deutschland.* München: ADV-Augsburger Druck- und Verlagsgesellschaft GmbH
- Cacace, Mirella (2010): *Das Gesundheitssystem der USA. Governance-Strukturen staatlicher und privater Akteure.* Frankfurt a. Main: Campus Verlag
- Emami, Sarah (2010): *Consumer over-indebtedness and health care costs: how to approach the question from a global perspective. World Health Report 2010.*
- Greß, Stefan / Maas, Stephanie / Wasem, Jürgen (2006): *Effektivitäts-, Effizienz- und Qualitätsreserven im deutschen Gesundheitssystem.* Expertise für die Hans-Böckler-Stiftung. Lehrstuhl für Medizinmanagement. Universität Duisburg-Essen
- Mattern, Michael (1998): *Die Absicherung „sozial Schwacher" im US-amerikanischen und deutschen Gesundheitssystem- Vergleich und kritische Bewertung.* Berlin: LIT-Verlag
- Mühlenkamp, Holger (2000): *Die Rolle von Managed Care im US-amerikanischen Gesundheitswesen. Aktuelle Entwicklungen und gegenwärtige Erkenntnisse.* Hohenheim: Institut für Haushalts- und Konsumökonomik
- Oberender, Peter / Hebborn, Ansgar / Zerth, Jürgen (2006): *Wachstumsmark Gesundheit.* Stuttgart: Lucius & Lucius Verlagsgesellschaft mbH
- Simon, Michael (2010): *Das Gesundheitssystem in Deutschland. Eine Einführung in Struktur und Funktionsweise.* Bern: Hans Huber Verlag
- Von Troschke, Jürgen / Mühlbacher, Axel (2005): *Grundwissen. Gesundheitsökonomie. Gesundheitssystem. Öffentliche Gesundheitspflege.* Bern: Hans Huber Verlag

Internetquellen:

- Duden Online. URL: http://www.duden.de [Stand: 22. Februar 2012]

7. Anhang

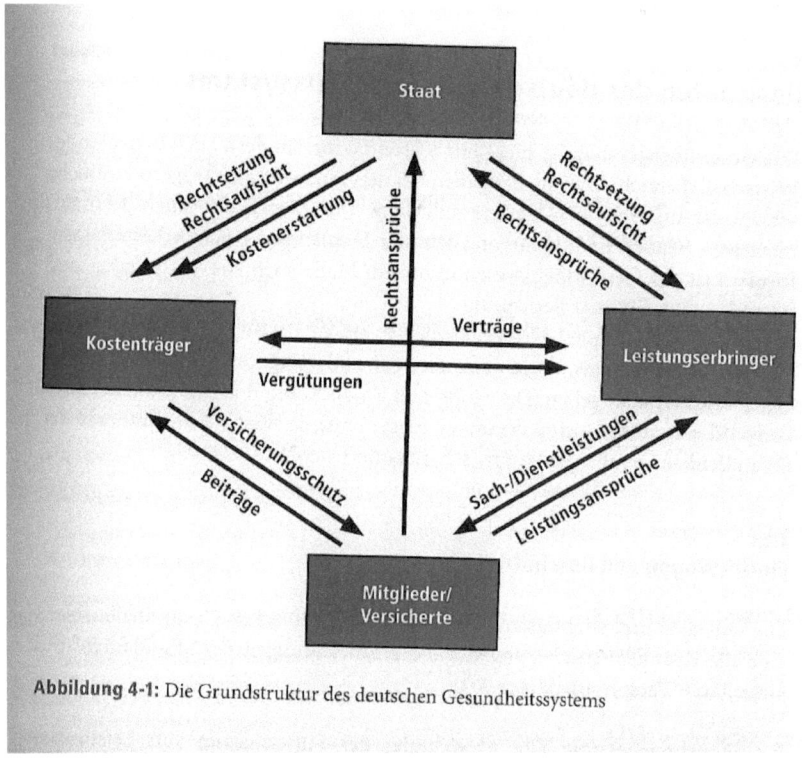

Abbildung 4-1: Die Grundstruktur des deutschen Gesundheitssystems

Abbildung 1: Simon, Michael (2011), S.109: *Die Grundstruktur des deutschen Gesundheitssystems.*

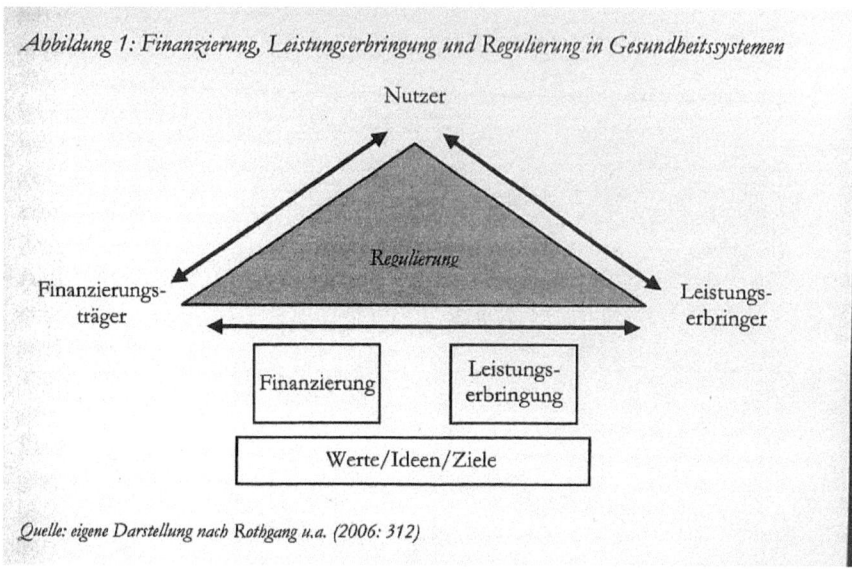

Abbildung 1: Finanzierung, Leistungserbringung und Regulierung in Gesundheitssystemen

Nutzer

Regulierung

Finanzierungs-
träger

Leistungs-
erbringer

Finanzierung

Leistungs-
erbringung

Werte/Ideen/Ziele

Quelle: eigene Darstellung nach Rothgang u.a. (2006: 312)

Abbildung 2: Cacace, Mirella (2010), S.19: *Finanzierung, Leistungserbringung und Regulierung im Gesundheitssystem.*

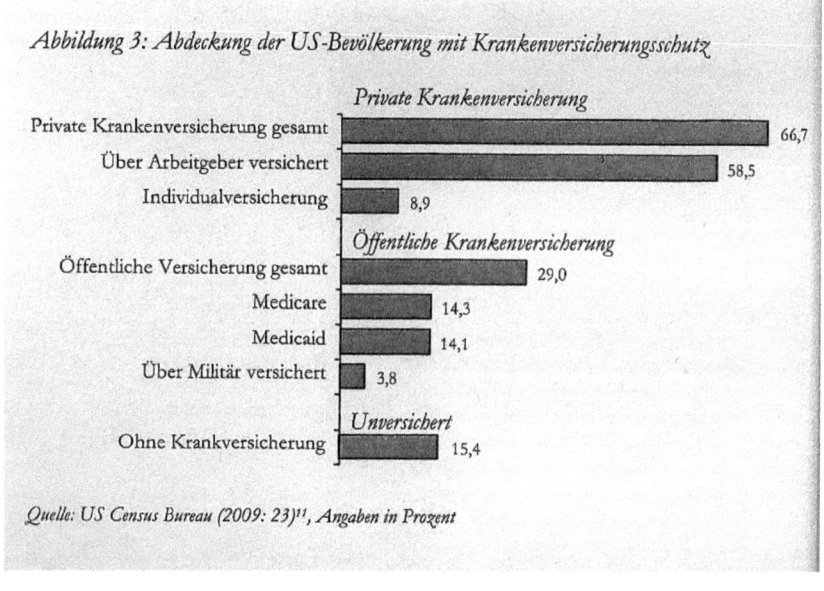

Abbildung 3: Abdeckung der US-Bevölkerung mit Krankenversicherungsschutz

Private Krankenversicherung

Private Krankenversicherung gesamt — 66,7
Über Arbeitgeber versichert — 58,5
Individualversicherung — 8,9

Öffentliche Krankenversicherung

Öffentliche Versicherung gesamt — 29,0
Medicare — 14,3
Medicaid — 14,1
Über Militär versichert — 3,8

Unversichert

Ohne Krankversicherung — 15,4

Quelle: US Census Bureau (2009: 23)[11], Angaben in Prozent

Abbildung 3: Cacace, Mirella (2010), S.24: *Abdeckung der US-Bevölkerung mit Krankenversicherungsschutz.*

Tabelle 4-8: Gesundheitsausgaben im internationalen Vergleich (Angaben in Prozent des Bruttoinlandsprodukts)

	1991	1995	2000	2005
EU-Staaten (EU-15)				
Belgien	7,6	8,2	8,6	10,3
Dänemark	8,2	8,1	8,3	9,1
Deutschland	9,9	10,1	10,3	10,7
Finnland	8,8	7,5	6,6	7,5
Frankreich	8,6	9,9	9,6	11,1
Griechenland	5,6	7,5	9,3	10,1
Großbritannien	6,4	7,0	7,3	8,3
Irland	6,5	6,7	6,3	7,5
Italien	7,9	7,3	8,1	8,9
Luxemburg	5,1	5,6	5,8	7,9
Niederlande	8,2	8,3	8,0	9,2
Österreich	7,0	9,8	10,0	10,2
Portugal	6,4	7,8	8,8	10,2
Schweden	8,1	8,1	8,4	9,1
Spanien	6,7	7,4	7,2	8,3
andere				
Schweiz	8,9	9,7	10,4	11,6
USA	12,6	13,3	13,2	15,3

Quelle: OECD

Abbildung 4: Simon, Michael (2011), S.123: *Gesundheitsausgaben im internationalen Vergleich.*

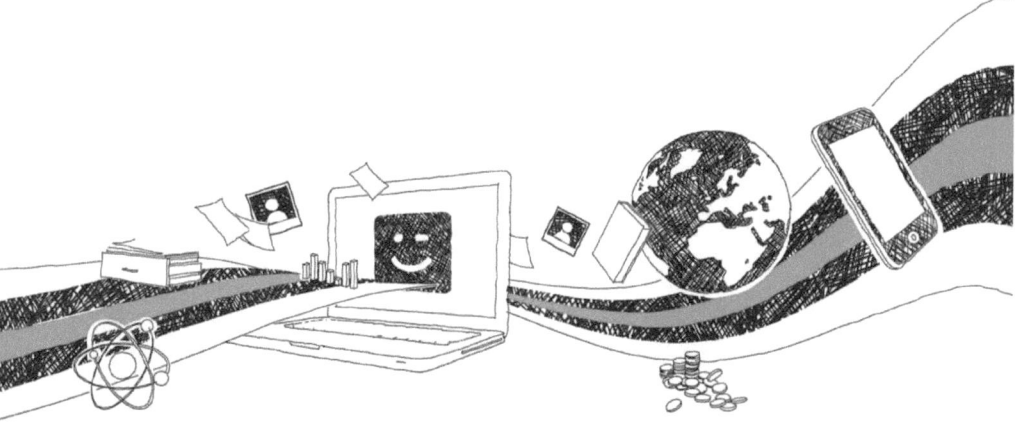
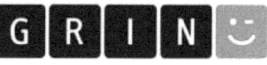